RAPPORT

FAIT

A LA SOCIÉTÉ

DES

SCIENCES PHYSIQUES

DE LAUSANNE,

SUR UN SOMNAMBULE NATUREL;

PAR MESSIEURS

LE DOCTEUR LEVADE, REYNIER
ET BERTHOUT VAN BERCHEM,
FILS.

Lû le 6 Février 1788.

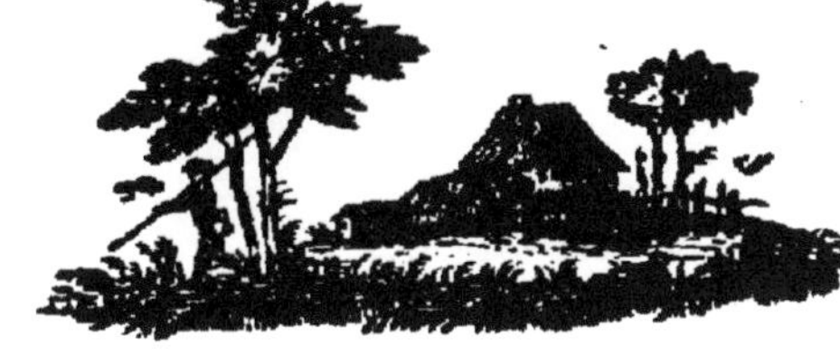

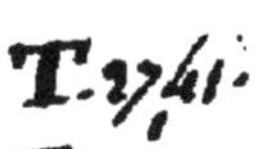

A LAUSANNE,
Chez HENRI VINCENT, Imp. Libr.

M. DCC. LXXXVIII.

RAPPORT

FAIT

A LA SOCIÉTÉ

DES

SCIENCES PHYSIQUES

DE LAUSANNE,

SUR UN SOMNAMBULE NATUREL.

MONSIEUR le docteur Levade ayant communiqué à la Société des Sciences Physiques de Lausanne, des détails intéressans sur un somnambule naturel, nommé *Devaud*, âgé de treize ans & demi, qui se trouve actuellement à Vevey, chez M. Tardent, régent dans cette ville; elle crut devoir saisir cette occasion de recueillir quelques faits certains sur les effets de cette ſinguliere affection, ou maladie appellée *ſomnambuliſme.* C'eſt dans ce but qu'elle chargea MM. Reynier & van Berchem fils, de ſe réunir avec M. le docteur Levade, pour obſerver le jeune Devaud & lui en faire leur rapport.

Conformément aux intentions de la Société, nous nous rendîmes à Vevey le 19 Janvier 1788, & M. Tardent, ayant été prévenu du motif de notre voyage, eut la complaiſance de nous offrir toutes les facilités poſſibles pour faire nos obſervations.

Plan de nos obſervations.

Comme le but de la Société était non-ſeulement de reconnaître les différentes actions du ſomnambule, mais encore de recueillir les traits généraux qu'elles peuvent fournir ſur le ſomnambuliſme, & d'acquérir des notions plus préciſes ſur cet état; nous ne croyons pas devoir lui préſenter les faits dont nous avons été témoins, dans l'ordre où ils ſont arrivés. En ſuivant pas à pas les effets d'une imagination échauffée, qui paſſe rapidement d'un ſujet à l'autre, nous ne préſenterions qu'un tout incohérent, fastidieux dans ses détails & qui exciterait la curiosité sans la satisfaire. Nous croyons au contraire, devoir rapporter chacun des faits dans l'ordre de nos différentes observations. Ainsi l'état de veille du somnambule, son sommeil avant ses accès, son réveil, l'état de ses sens pendant son somnambulisme, l'usage dont ils lui sont, & l'impression qu'il reçoit des objets extérieurs, étant les principaux points que nous avons examinés & sur lesquels les faits nous ont éclairés, nous les réunirons tous sous ces différens articles. Nous ferons ensuite quelques réflexions sur le somnambulisme en général. Enfin, comme le somnambulisme du magnétisme animal est encore un objet de curiosité & un sujet d'étonnement & de surprise pour beaucoup de personnes, nous avons cru qu'il ne serait pas inutile de le comparer au somnambulisme naturel & de faire voir que ces deux états sont absolument les mêmes.

On conçoit que ce plan demandait un très-grand nombre d'observations & d'expériences. Mais comme les accès du jeune Devaud sont assez rares, il nous a été impossible de les fuivre auffi fouvent, ni auffi longtems que nous l'aurions defiré. Nous efpérons cependant que nos obfervations rempliront en partie les vues de la Société; & pour rendre notre travail plus complet, nous avons ajouté aux faits, dont nous avons été témoins enfemble, ceux que M. Levade a obfervés feul & qu'il avait déja communiqués à la Société. Nous nous fommes auffi fervi de la relation d'une perfonne digne de foi (M. N**.) qui a noté avec la plus grande exactitude tout ce que le jeune Devaud a fait fous fes yeux le 23 Décembre 1787, pendant un de fes accès les plus intéreffans.

Difficultés de ce genre d'obfervations.

Si le naturalifte quand il obferve la nature, & le chymifte quand il opère fur des matieres brutes & inanimées, doivent être continuellement en garde contre cet efprit de fyftème qui nous fait fouvent voir ce dont nous avons defiré la réalité, plutôt que ce qui eft; combien à plus forte raifon le phyficien qui yeut obferver les effets de l'imagination fur les mouvemens & les actions d'un être vivant,

& dont les recherches portent ſur des phénomènes, qui tiennent plus ou moins du merveilleux, ne doit-il pas ſe défier & de lui-même & de ce qu'il voit. Il marche entre l'erreur & la vérité, dans le ſentier des illuſions. Il faut donc qu'il répète pluſieurs fois les mêmes expériences & qu'il en examine les plus petites circonſtances; car ſouvent ici, les faits les plus ſinguliers, les phénomènes les plus étonnans, ne ſont dus qu'au hazard. Cette attention ſcrupuleuſe eſt ſur-tout néceſſaire dans des obſervations de ce genre, qui réuniſſent ordinairement un grand nombre de ſpectateurs, & nous avons pu remarquer, qu'un mot, un geſte, dit ou fait ſans intention, pouvait donner aux mêmes expériences des réſultats très-différens, influer ſur les actions du ſomnambule & empêcher l'obſervateur de reconnaître les cauſes de ce qu'il voit.

En préſentant à la Société les difficultés de ce genre d'obſervations, nous ne prétendons pas nous donner le mérite de les avoir ſurmontées; nous voulons au contraire obtenir ſon indulgence pour l'imperfection de notre travail. Et peut-être n'eſt-il pas inutile de prévenir ceux qui voudraient en faire de ſemblables, des précautions qu'ils doivent prendre.

Que le jeune Devaud eſt véritablement ſomnambule.

Dans un ſiecle où nous avons vu des charlatans de toutes les eſpèces, s'emparer de l'eſprit de la multitude, tromper & ſéduire des gens d'eſprit & des gens éclairés comme le vulgaire ignorant : où nous avons vu des ſomnambules magnétiques prophêtiſer, & ſe couvrant du bonnet de docteur diſtribuer des remedes au gré de leur fantaiſie, & trouver des malades aſſez confians pour les prendre ſans examen ; il eſt permis ſans doute de ſe demander, ſi dans ce cas, ſous le voile de la nature, on ne veut pas nous bercer des illuſions, dont on nous a ſéduits ſous le maſque de l'art? Auſſi l'on ne trouvera point étonnant, que nous établiſſions d'abord le ſomnambuliſme du jeune Devaud. La Société une fois convaincue de ſa bonne foi, ſuivra alors avec plus de confiance les détails que nous avons à lui préſenter.

Nous remarquerons d'abord que ce jeune

homme, âgé de treize ans & demi, a une de ces physionomies heureuses qui annonçent la franchise & l'honnèteté. Quoiqu'il ne manque ni d'intelligence, ni de talens, il est cependant fort peu avancé dans ses études, & ses connaissances sont très-bornées. Si jeune & sans astuce, il lui serait impossible de soutenir aussi longtems le rôle difficile & pénible de somnambule, au milieu de plusieurs personnes qui l'examinent avec l'attention la plus scrupuleuse ; & de subir sans se déceler, l'épreuve des nombreuses expériences que l'on verra détaillées dans ce rapport. D'ailleurs simple & timide lorsqu'il est éveillé, rien n'annonce en lui ce desir de briller, cette envie de paraître qui fait les charlatans, cette dissimulation & cette hardiesse qu'il faut pour soutenir une friponnerie. Ajoutez à cela, qu'il n'a aucun motif qui puisse l'engager à jouer ce rôle. L'intérêt? — Cela ne lui rapporte rien. — La vanité, l'amour-propre? qui sans doute ont fait beaucoup de somnambules magnétiques. — Mais ces passions ne pourraient être satisfaites, car l'heure de ses accès (qui est vers les trois ou quatre heures du matin) le prive d'un grand nombre de spectateurs ;

& le petit nombre de ceux que la curiosité attire auprès de lui n'augmente en aucune maniere son importance. Enfin son sommeil agité & mêlé de mouvemens convulsifs ; le malaise que lui donne l'aimant & l'électricité ; sont des choses qui ne sont & ne peuvent être affectées. Mais si ce que nous venons de dire doit rassurer sur toute idée de supercherie de la part du jeune Devaud, on le sera bien davantage, lorsqu'on saura que M. Tardent, chez qui il loge, est un homme d'âge, dont la réputation d'honnêteté & de probité est trop connue, pour qu'il soit permis de douter de sa bonne foi ; & qui d'ailleurs n'aurait aucune raison pour s'exposer à la perdre, & supporter les fraix, les embarras & les peines que ce jeune homme lui donne.

Tempérament du somnambule.

Le somnambule est, comme nous l'avons dit, âgé de treize ans & demi. Il paraît d'une constitution forte & robuste ; mais tout annonce en lui la délicatesse, la grande mobilité & l'irritabilité de ses nerfs. Il a l'odorat très-fin, de même que le goût & le toucher; & il lui arrive souvent de prendre sans sujet, des accès de rire immodérés & involontaires de même de pleurer sans motif.

Nombre & durée de ses accès.

Le somnambulisme de ce jeune homme n'a pas lieu toutes les nuits. Il se passe souvent plusieurs semaines, sans qu'il ressente d'accès. On prétend qu'ils sont marqués par des retours périodiques; mais cela n'est appuyé sur aucune observation bien certaine. Ordinairement il est somnambule de deux nuits l'une, pendant quelques jours. Les plus longs accès sont de trois à quatre heures; il ne commence à entrer dans cet état, que vers les trois à quatre heures du matin.

Pendant que nous étions à Vevey, le pere du jeune Devaud, qui pratique la médecine, vint le voir, & lui donna une poudre dans du vin, qui l'a fait dormir tranquillement & paraît avoir suspendu ses accès, au moins nous n'avons pu le voir depuis lors (*a*).

(*a*) M. Tardent vient de nous mander que Devaud a repris ses accès, le 31 du mois de Janvier.

On peut prolonger son somnambulisme.

En passant légerement le doigt ou les barbes d'une plume sur la lèvre supérieure, on prolonge son somnambulisme ; & on le fait même naître plus vite par cette légere irritation ; nous l'avons nous-mêmes prolongé & excité plusieurs fois de cette maniere, dans un moment où tout annonçait qu'il allait se réveiller. M. N**. rapporte aussi dans sa relation, que le somnambule s'étant endormi sur un escalier, on le vit, après qu'on lui eut passé une plume sur la lèvre, se lever, descendre l'escalier rapidement & reprendre toute son activité ; cette expérience fut répétée plusieurs fois en sa présence.

Le jeune Devaud croit avoir remarqué que la veille de ses accès, il éprouve après soupé une certaine pesanteur de tête & sur-tout un grand appesantissement de ses paupieres.

Son sommeil.

Son sommeil est en tout tems fort agité ; mais sur-tout quand il entre dans l'état de somnambulisme. Nous fûmes appellés auprès de ce jeune homme dans ce moment, nous le trouvâmes qu'il dormait encore. Il avait des mouvemens ſpontanés dans tout le corps, & les membres, des reſſauts & des palpitations exactement ſemblables à ceux qu'éprouvent les perſonnes qui entrent dans le ſommeil magnétique. Il prononçait des mots entrecoupés, ſe mettait quelquefois ſur ſon ſéant & ſe recouchait enſuite. Bientôt il prononça des mots plus diſtincts, ſe leva bruſquement & agit ſuivant le rêve dont il était occupé. Il prend quelquefois dans ſon ſommeil des mouvemens continus & involontaires; il frappe pendant très-longtems avec les doigts, contre le bois de ſon lit ou le mur, avec la rapidité & le bruit d'un moulinet.

Son réveil.

Le paſſage de ſon état de ſomnambule à celui de veille, eſt toujours précédé d'une ou deux minutes, d'un ſommeil tranquille, pendant lequel il ronfle. Il ſe réveille enſuite en ſe frottant les yeux & comme une perſonne qui aurait dormi paiſiblement.

Il eſt dangereux pour lui de l'éveiller pendant ſon accès, ſur-tout ſi on le fait bruſquement; on l'a vu quelquefois prendre des convulſions, auſſi il a prié qu'on ne le réveillât jamais. Nous pouvons aſſurer le fait ſuivant quoique nous ne l'ayons pas vu :

S'étant levé une nuit avec l'idée d'aller manger des raiſins, il ſortit de la maiſon, traverſa la ville & fut dans une vigne, où il s'imaginait faire une bonne vendange. Il était ſuivi de pluſieurs perſonnes, qui ſe tenaient à quelque diſtance derriere lui. Quelqu'un s'aviſa de donner un coup de ſiflet, il s'éveille à ce bruit & tombe ſans connaiſſance. On le reporte chez lui, on le fait revenir, & en reprenant ſes ſens il ſe rappella très-bien de s'être éveillé dans la vigne; mais il ne ſe ſouvint que de la frayeur de s'y trouver ſeul, qui lui fit perdre connaiſſance.

Son état après.

Il éprouve ordinairement après ſes accès un peu de fatigue; quelques fois, quoique rarement un peu de malaiſe. A la ſuite d'un des accès dont nous fûmes témoins, il eut de grands vomiſſemens. Mais au bout de peu de tems il eſt toujours très-bien remis.

Au commencement il témoignait beaucoup de surprise à son réveil, de se voir habillé & entouré de plusieurs personnes; mais depuis il s'y est accoutumé; il reprend seulement sa timidité naturelle; l'embarras se peint sur sa physionomie & se marque dans ses actions.

Il ne se rappelle lorsqu'il est éveillé d'aucune des choses qu'il a faites pendant son somnambulisme. Une fois seulement, s'étant imaginé qu'une personne qu'il aime beaucoup se noyait, & qu'il l'avait secourue en lui tendant la jambe pour s'y retenir : il se souvint très-bien de cette action & de ce rêve. Il se rappelle de ce qui s'est passé dans un accès de somnambulisme antérieur à celui où il se trouve. Nous lui fimes voir une montre, dont le mouvement est caché, il dit : *ôtez cette enveloppe, & vous verrez les rouages.* C'était ce qu'on lui avait fait voir dans un accès précédent.

Sujets de ses rêves.

La sphère des idées d'un enfant qui n'a que peu d'instruction, n'est & ne peut pas être fort étendue. Auſſi l'on ne doit pas s'étonner, ſi ſes rêves ſont toujours renfermés dans le même cercle d'objets. Les tâches qu'on lui donne, les thêmes qu'on lui fait faire, ſa leçon d'arithmétique, l'égliſe, les cloches & ſur-tout les contes de revenans, dont il paraît qu'on lui a meublé la tête pendant ſa premiere enfance, ſont à-peu-près les objets qui l'occupent toujours.

Il ſuffit même de frapper ſon imagination la veille par un conte, pour diriger ſon ſomnambuliſme ſur cet objet. Nous lui lûmes pendant qu'il était dans cet état, un conte de voleur; il s'imagina tout de ſuite après, voir des voleurs dans la chambre. Cependant comme il eſt fort ſujet à rêver qu'il en eſt entouré, nous ne pouvons aſſurer que ce ſoit l'effet de cette lecture (*b*).

(*b*) Cette facilité de faire naître des rêves, nous rappelle l'anecdote ſuivante. Pluſieurs payſans étaient dans un cabaret, l'un d'eux s'endormit tranquillement, les coudes appuyés ſur une table. Quelqu'un après avoir parié de faire rêver à cet homme qu'il ſe noye, s'approche de ſon oreille, & lui dit à voix baſſe : *tu te noye*. Il répéta pluſieurs fois la même

Ordinairement

Ordinairement ſon imagination ſe porte ſur des ſujets triſtes; il croit qu'on veut lui faire du mal ou l'inquiéter, & ſouvent il ſe met à pleurer amérement & ſe plaint de la douleur qu'il s'imagine reſſentir.

On a remarqué que lorſqu'il ſoupe un peu plus qu'à l'ordinaire, ſes rêves ſont plus triſtes.

Effets de quelques agens.

Il nous parut intéreſſant de reconnaître l'effet des fluides électrique & magnétique ſur cet enfant, ſoit dans ſon état de ſomnambuliſme, ſoit dans le ſommeil qui le précéde. Mais nous crûmes d'abord devoir employer ces agens aſſez faibles, pour qu'une perſonne dans ſon état de veille & de ſanté, n'en reçut aucune impreſſion.

Chaque fois que nous lui placions un petit

---

phraſe, en augmentant par degrés le ſon de ſa voix. Bientôt le dormeur commença à s'agiter & à témoigner de l'inquiétude. Enfin, ſa voix s'élevant toujours; il finit par lui crier à l'oreille, *tu te noye*, & l'on vit auſſi-tôt le payſan étendre les bras & ſe mettre à nager pour ſe ſauver d'un péril auſſi preſſant.

barreau aimanté, à quelque distance sous le nez, nous augmentions les mouvemens qu'il avait dans les muscles de son corps & de ses membres; il remuait la tête, comme si quelque chose l'inquiétait. Les mêmes effets ont eu lieu en mettant le barreau aimanté devant les yeux & d'autres parties du corps. Placé devant le creux de son estomac, il éprouva une sensation, qu'il exprima en disant: *Je ne sais ce que l'on me fait, mais il me semble que l'on veut me percer le corps.*

Nous voulumes ensuite essayer des aimans plus forts, & les effets furent encore plus marqués. Un aimant, qui porte 18 onces, placé à quelque distance de la plante des pieds, pendant qu'il était couché, le fit ressauter, en augmentant les mouvemens convulsifs de ses muscles. Un aimant qui porte 5 livres, quoiqu'à la distance d'un pied, augmenta tellement ses ressauts & son inquiétude, qu'il se plaignit qu'on le tourmentait. Ce même aimant agissait encore à 3 pieds de distance.

Un flacon de verre ayant été légerement électrisé, produisit les mêmes effets que l'aimant, mais plus faibles. L'électricité d'un bâton de cire d'Espagne fit des effets semblables à ceux du verre.

Ces expériences répétées plusieurs fois & sur différentes parties du corps, ne laissent aucun doute sur l'action de ces agens.

Il est inutile de dire que nous les avons faites sans prévenir le jeune homme ; & même dans des momens où il était très-occupé de quelque objet étranger. Les expériences avec l'aimant ont été répétées dans son état de veille, sans qu'il en ressentit aucun effet.

Ayant été magnétisé sans qu'il le sût, par différentes personnes, même par son camarade de lit, & au moyen de quelques-unes des manieres de magnétiser à distance, mais point par attouchement, il ne parut en ressentir aucun effet. Lorsqu'on lui dit, qu'on voulait le magnétiser, il témoigna beaucoup de crainte & se sauva dans une autre chambre, où l'on eut assez de peine à le rassurer, en lui promettant qu'on le laisserait tranquille. Nous devons avertir que dans son état de veille il craint extrêmement le magnétisme, parce qu'il est dans l'idée qu'on lui ferait du mal.

Etat de ses sens.

C'est la partie la plus intéressante de nos

obſervations que celle qui tend à reconnaître quel eſt l'état de ſes ſens pendant ſon ſomnambuliſme ; quelle impreſſion leur font les objets étrangers & l'uſage dont ils lui ſont. Mais c'eſt auſſi celle qui demande l'examen le plus ſcrupuleux des faits & l'attention la plus ſuivie ſur les plus petites circonſtances.

De l'odorat.

Ayant eſſayé de lui placer ſous le nez, du fer non aimanté, du cuivre, & de l'argent, ces métaux ne lui firent aucune impreſſion. Un morceau de bois odorant lui produiſit de l'inquiétude : les doigts firent auſſi le même effet, ſoit par leur odeur, ſoit par leur tranſpiration.

Premier fait. On lui fit prendre pendant un de ſes accès, une tranche de pain & un peu de vin abſinthé. Il le reconnut à l'odeur, & dit : *ce n'eſt pas du vin de notre table.*

Du goût.

On a des exemples que les ſomnambules ont le ſens du goût très-ſûr quand ils ſont occupés de quelque objet qui leur permet de l'exercer.

II *fait.* Ayant offert au jeune Devaud un peu de vin, pendant qu'il était dans un état d'apathie, & que ses mouvemens s'exécutaient avec lenteur; il l'accepta & le but avec plaisir; mais l'irritation que cela lui causa, lui donna beaucoup de vivacité dans ses discours, ses mouvemens & ses actions, & lui fit faire des grimaces involontaires.

Du tact.

III *fait.* Nous étant placés sur son passage, pendant qu'il marchait occupé de quelque rève; il passa entre deux de nous, en nous faisant reculer, mais sans témoigner ni mécontentement, ni humeur, & sans paraître s'en appercevoir.

IV *fait.* Nous l'avons vu, ou plutôt nous avons été témoins, qu'il s'est habillé dans la plus profonde obscurité. Ses habits étaient sur une grande table, & nous les avions fait mêler avec ceux d'autres personnes; il s'en apperçut tout de suite, s'en plaignit beaucoup, croyant que ses camarades lui avaient joué ce tour; ſur la fin on produiſit une faible lumiere, & nous vimes qu'il s'habillait avec beaucoup de préciſion.

V *fait.* Si on le chicane, lui tire les cheveux ou le pince même légerement, il s'en apperçoit preſque toujours, à moins qu'il ne ſoit fortement occupé de quelque choſe : il veut frapper l'offenſeur, mais ce n'eſt jamais contre la perſonne qui lui a fait du mal qu'il s'élance, c'eſt contre l'être fantaſtique que ſon imagination lui repréſente, & qu'il pourſuit ſouvent dans toute la chambre, ſans ſe heurter contre les meubles, & ſans que les perſonnes qu'il rencontre en ſon chemin puiſſent le détourner de ſa pourſuite ou lui en faire changer l'objet.

VI *fait.* Ayant ſaiſi un de ſes livres, les yeux parfaitement clos, il dit ſans l'ouvrir : *c'eſt un mauvais dictionnaire*, ce qui était vrai.

VII *fait.* Il avait, lorſque nous le vîmes, une coupure à un doigt, elle le faiſait beaucoup ſouffrir, ce qu'il témoignait ſouvent; & toutes les fois qu'il lui arrivait de toucher ſa bleſſure ou d'y recevoir un coup, il ſecouait ſon doigt & ſe plaignait.

VIII *fait*. Il toucha en notre préſence, divers objets, les yeux parfaitement fermés, & reconnut très-bien ceux qu'il avait vû de ceux qu'il ne connaiſſait pas. Une fois, entr'autres, nous mîmes dans le tiroir de ſes papiers, un livre qui ne lui appartenait pas; il s'en apperçut en le touchant par hazard & s'en plaignit, craignant, diſait-il, qu'on ne le prit pour un voleur.

Tous ces faits ſemblent prouver qu'il a le tact très-ſûr pour les objets qui occupent ſon imagination, ou lorſque cette imagination lui permet de l'exercer, car il eſt quelquefois inſenſible à ce qui lui eſt étranger. On trouvera encore ci-après nombre de preuves de la fineſſe de ſon tact.

De l'ouïe.

IX *fait*. S'étant levé devant nous, pour aller à la tour de St. Martin (Egliſe principale de Vevey) & fortement occupé de ce projet, il ne répondit à aucune des prieres que nous lui fimes pour l'engager à reſter, quoiqu'elles lui fuſſent répétées par des perſonnes auxquelles il eſt accoutumé de répondre dans d'autres occaſions. Il crut être dans cette église, & s'imagina sonner les cloches; il ne répondit point aux questions que nous lui adressâmes, jusqu'au moment où il eut fini; alors nous lui demandâmes combien de tems il avait sonné? il répondit, *quatre minutes.*

X *fait.* Quoiqu'il y eut toujours beaucoup de monde dans la chambre, il ne paraissait pas y faire attention, ni entendre les discours qu'on tenait, à moins que son esprit ne fut occupé d'aucun objet déterminé. Par exemple, dans un instant où il était tranquille quelqu'un donna un coup sur une table: il demanda, *qui est là?* On lui répondit: *un de vos camarades, qui vient faire ses leçons avec vous;* comme il ne voulait pas s'occuper, il trouva cette proposition fort mauvaise & courut à la porte pour mettre dehors cet importun, en disant qu'*on ne travaillait pas le dimanche*; ce qu'il exécuta avec une pantomime admirable, & ce ne fut point à la personne qui avait parlé qu'il s'adressa, mais au fantôme de son imagination.

XI *fait.* Ayant pris une chandelle dans l'intention de l'allumer, une personne de la compagnie ne s'appercevant pas qu'il la tenait, dit à demi voix, *il n'a pas sa chandelle. A quoi serve vos yeux*, répondit Devaud, *si vous ne la voyez pas ?*

XII *fait*. Après avoir marché de nuit dans les rues, il revenait chez lui, mais ayant dépassé la maison de 12 à 15 pas, il entendit quelqu'un dire à haute voix, *il se trompe*, ce qui le fit revenir jusque devant la porte, où il entra sans hésiter (*c*).

XIII *fait*. Pendant que son imagination l'occupait de différens sujets, il entendit sonner une pendule qui répétait à chaque coup le chant du coucou. *Il y a des coucous ici*, dit-il, & il imita le chant de cet oiseau, sur la priere qu'on lui en fit.

XIV *fait*. Le son d'un clarinet, sur des tons fort aigus lui fut très-sensible. Il cherchait à se cacher pour ne pas l'entendre, se bouchait les oreilles, & témoignait qu'elles étaient affectées désagréablement. Dans une autre occasion il lia le son de cet instrument avec le sujet de son rêve.

XV *fait*. Ayant marché sur des ponts,

(c) Tiré de la relation de M. N**. témoin oculaire.

ſoit de pierre ou de bois, il reconnut une différence dans le bruit de ſes pas, & dit en frappant du pied, *il y a ici un ſouterrain.* (*Relation de M. N**.*)

XVI *fait.* Dans un moment où ſon eſprit ne paraiſſait occupé d'aucun objet déterminé, on lui fit différentes demandes, auxquelles il répondit exactement; mais il répondait plus volontiers aux perſonnes qui lui étaient connues qu'aux étrangers, & quand on le tutoyait, que lorſqu'on lui parlait au pluriel.

Il nous paraît d'après ces faits, que le ſomnambule n'entend ordinairement que ce qui a rapport au rêve dont il eſt occupé, à moins que ce ne ſoit un ſon ou bruit extraordinaire; s'il n'a aucun but d'occupation déterminé, il répond aux différentes queſtions qu'on lui fait, mais plus volontiers, comme nous l'avons dit, aux perſonnes de ſa connaiſſance qu'à des étrangers.

De la vue.

C'eſt un des objets les plus importans à examiner dans le ſomnambuliſme : ſuivons les actions du jeune Devaud, & voyons ce qu'elles nous offriront à ce ſujet. Mais pour procéder avec plus d'ordre, indiquons d'abord celles qui marquent l'impreſſion que les objets réels ont ſur le ſens de la vue, après quoi nous ferons connaître les viſions du ſomnambule, c'eſt-à-dire la maniere dont ſon imagination lui repréſente les objets.

Impreſſion des objets ſur le ſens de la vue.

XVII *fait.* Nous avons diſtinctement remarqué, que lorſque le ſomnambule veut voir un objet, il fait un effort pour ouvrir ſes paupieres, mais elles ſont ſi peu mobiles, qu'il peut à peine les ſoulever d'une ligne ou deux en remontant les ſourcils ; ſa prunelle parait alors fixe & ſon œil terne. Lorſqu'on lui préſente quelque choſe, en l'avertiſſant, nous avons toujours vu qu'il entr'ouvre péniblement les yeux & qu'il les referme dès qu'il a pris l'objet qu'on lui offre. M. N**. a auſſi fait cette obſervation importante ſur le mouvement des paupieres, & voici comment il le décrit. " Lorſque j'accom-
„ pagnais le ſomnambule, j'étais toujours à
„ côté ou derriere lui, & très-fréquemment
„ je plaçais, ſans le toucher en aucune ma-
„ niere, mon viſage ſous le ſien, pour voir

„ ſi ſes yeux étaient bien fermés, je les ai „ toujours remarqués clos; mais ordinairement, quand j'avais marché quelques pas „ dans cette attitude, il m'appercevait au „ bruit & s'éloignait un peu de moi; je le „ ſuivais encore, alors il levait la tête, „ réhauſſait les ſourcils avec peine & faiſait „ des efforts pour ouvrir les yeux; dès qu'il „ les avait entr'ouverts il m'appercevait, me „ diſait: *laiſſez-moi faire mon chemin, vous* „ *m'empêchez*: mais il ne ceſſait point de mar- „ cher. Comme il faiſait clair de lune & que „ je m'approchais tout-à-fait de ſes yeux, „ j'ai très-bien pu remarquer ſes efforts „ pour les ouvrir, & que la difficulté qu'il „ éprouvait venait de l'inaction de la pau- „ piere ſupérieure, qu'il ne pouvait re- „ muer qu'au moyen de l'élévation des ſour- „ cils ". M. N**. a vérifié pluſieurs fois ce fait à la lumiere, lorſque le jeune Devaud voulait prendre quelque choſe qu'on lui préſentait (*d*).

(*d*) Il n'eſt pas inutile de dire ici, pour donner à la Société toute la confiance que cette obſervation mérite, que ne connaiſſant pas la relation de M. N**.

XVIII *fait*. Pendant qu'il était assis devant une table, près d'une lumiere, nous lui présentâmes plusieurs montres, lui demandant s'il les connaissait, il reconnut celles qu'il avait vues étant éveillé. Lorsqu'on lui demanda l'heure qu'il était, il répondit très-exactement, quoiqu'on eu soin de mettre les aiguilles sur différentes heures : chaque fois il entr'ouvrait les yeux, & les fermait dès qu'il avait vu; mais ayant répondu deux ou trois fois sans se donner la peine d'ouvrir les yeux, il se trompa jusqu'au moment où il les eut ouverts de nouveau.

XIX *fait*. On lui présenta divers livres, sans l'avertir, ni le toucher, & il ne s'en apperçut pas; mais lui ayant offert un livre d'estampes qu'il n'avait jamais vu, & le priant de les examiner; il reconnut ce que représentait chaque planche; il entr'ouvrait les yeux un instant, & quoiqu'on mit un papier sur la planche, qu'il continuait à examiner les yeux fermés, il n'en disait pas moins ce qu'elle représentait. Ce qui prouve que l'im-

---

lorsque nous fimes nos observations, cette conformité avec lui prouve la vérité du fait.

pression qu'il avait reçue, quoique rapide, n'en était pas moins vive, & qu'elle se conservait. Le fait suivant le prouve aussi.

XX *fait*. Il dit qu'il voulait lire un pseaume; il prit en effet son livre de pseaumes, il l'ouvre & prononce des notes les yeux parfaitement clos. Dans ce moment on lui glissa un paysage sur son livre ouvert, de maniere qu'il ne pouvait voir ni les notes, ni le livre; mais cela ne le dérangea pas, & il continua à les prononcer jusqu'au moment où on l'avertit qu'il voyait un papier; alors il entr'ouvrit les yeux, sourit en donnant un signe d'étonnement, & ôta le papier, disant: *c'est un dessein*. Cette expérience répétée plusieurs fois, réussit toujours de même.

XXI *fait*. Quand il rencontre quelqu'un dans sa marche, il l'évite parfaitement après avoir entr'ouvert les yeux, mais il fait toujours cet examen sans toucher la personne qui est en son chemin, quoiqu'il s'en approche de fort près; d'où il paraît qu'il est averti de sa présence par un autre sens que la vue.

XXII *fait*. Il est plus ou moins inquiet quand plusieurs personnes sont dans la chambre, mais leur présence ne paraît pas gêner ſes mouvemens ; il ne fait attention qu'à ceux qui lui parlent, & comme nous l'avons dit, quand il eſt diſpoſé à les voir & à les entendre. Quoiqu'il y eut parmi nous des perſonnes qu'il n'avait jamais vue, cependant lorſqu'elles lui adreſſaient la parole, ou lui offraient quelque choſe, il répondait ou regardait l'objet, ſuivant les circonſtances, mais ſans faire attention à elles.

XXIII *fait*. Dans un moment où il voulait avoir de la lumiere, il prit lui-même une chandelle & fut l'allumer dans une cuiſine qui était un étage plus bas que ſa chambre, & n'apperçut pas une lumiere qui était dans l'appartement.

XXIV *fait*. S'étant approché, ſans le vouloir, d'une lumiere, il en reſſentit l'impreſſion, quoique ſon eſprit fut occupé d'un autre objet, & dit : *pourquoi a-t-on apporté un reverbere ici ?*

Nous conclurons naturellement de tous ces faits relatifs à la vue, ce qui a déja été prouvé de tous les autres ſens, c'eſt que ſes fonctions ne ſont point ſuſpendues pour tout ce que le ſomnambule veut voir, c'eſt-à-dire pour toutes les perceptions qui s'accordent avec les objets dont ſon imagination eſt occupée. Qu'on le détermine auſſi à recevoir ces impreſſions lorſque ſon imagination n'a point d'autre objet. Que pour voir il eſt obligé d'entr'ouvrir les yeux, mais que l'impreſſion reçue ſe conſerve. Que les objets peuvent frapper ſa vue ſans frapper ſon imagination, ſi elle n'y eſt point intéreſſée. Qu'il eſt quelquefois averti de la préſence des objets ſans le toucher, ni la vue.

Des viſions.

XXV *fait.* Nous avons dit que le jeune Devaud s'était levé dans l'intention de monter ſur le clocher de St. Martin, afin d'y ſonner les cloches. Nous crûmes qu'il y iroit en effet. Il ſortit de la chambre & nous nous diſpoſâmes à le ſuivre, mais il rentra un moment après croyant être arrivé au lieu de ſa deſtination. Il s'imaginait que pluſieurs de ſes camarades l'accompagnaient, & leur parlait continuellement. Il leur propoſa de monter ſur le clocher & faiſait avec les pieds les mouvemens de quelqu'un qui monte rapidement des eſcaliers; il indiquait à ſes camarades l'endroit où ils ſe trouvaient; *voici la porte de l'horloge,*

voici

voici telle fenêtre, &c. difait-il, *allons*, *courage*, *nous fommes bientôt en haut*; & comme l'efcalier a plufieurs rampes, il fe tournait dans la direction de celle qu'il croyait monter. Lorfqu'il fe crut parvenu à l'endroit des cloches, il propofât à fes camarades de les fonner. *Je ne veux pas fonner la groffe*, dit-il, *parce qu'une fois je fus emporté par le battan*, *mais je vais fonner la petite*; & il fit les mêmes geftes qu'un homme qui fonne : il finit enfin en imitant exactement les mouvemens & les efforts que le fonneur fait pour arrêter la cloche.

Pour effayer de le diftraire & de porter fon imagination fur d'autres objets, nous priâmes une perfonne de la compagnie de jouer du clarinet dans une chambre voifine. Il entendit très-bien le fon de cet inftrument, & liant tout de fuite ce nouvel objet avec fon rêve. *Quoi !* dit-il, *j'entends des forciers là bas.* — *Il faut les aller chaffer.* — Il crut defcendre les efcaliers, ce qu'il indiquait en remuant fes pieds comme un homme qui defcend rapidement, & s'imagine entrer dans l'églife. On obfervera que tant qu'il fe crut dans ce clocher & cette églife, il fuivit leur local réel avec la plus grande précision. --- *Hé bien, Messieurs les sorciers qu'avez-vous à faire ici ? — Ah ! je vois. — Ce sont des squelettes qui jouent du haut-bois. — Allons, marchez ! — Décampez ! — Sortez d'ici ! Je leur donnerais bien des coups de pieds*, dit-il à ses camarades, *mais ils n'ont que les os, & je me ferais mal.* Cependant il parvient à les chasser ; aux uns il coupe la tête, à d'autres il brise les os, accompagnant toujours ses discours des gestes les plus expressifs & présentant un spectacle vraiment singulier. Un moment après il croit voir un vieillard. *Pauvre vieillard*, dit-il, en imitant une voix cassée, *te voilà bien vieux, ta main est toute tremblante, mais sais-tu que la mienne ne tremble pas* ; puis il fit un geste menaçant ; se retenant ensuite, *non, laissons-le passer, il a encore une assez bonne phisionomie.*

Nous ne le suivrons pas dans tous les détails de ce rêve ; il suffit de dire, qu'il crut ensuite visiter le cimetiere ; ouvrir des tombeaux, voir des cadavres, des revenans, &c. & qu'il fit ensuite cette réflexion assez singuliere. *Il n'y a pas des revenans, ce sont des contes, cependant je les vois, la preuve est, au bout*, — *qu'y a-t-il à dire?*

Il pria les ſorciers de le tranſporter lui & ſes camarades chez M. Tardent. — Il ſe crut en l'air. *Ah! mon Dieu, que nous ſommes haut*, dit-il, *je commence à croire que nous avons fait un mauvais ſouhait.* — *Vois-tu là bas la tour du college.* — *Ils nous laiſſent tomber ſur le toît de M. Tardent*, & il fit un ſaut, comme s'il était tombé ſur ſes pieds. — *Bon*, dit-il, *nous ſommes en ſûreté, voici par où il faut entrer au galetas*, & il ſe baiſſe pour paſſer une petite porte qui s'y trouve en effet.

XXVI *fait.* Dans une autre occaſion, il crut voir des voleurs à la porte de la chambre, il la guétait, quoiqu'il y eut des perſonnes entre deux qui l'empèchaient de la voir. Après qu'il l'eut bien examinée, il ſe lève, va à cette porte, dont on lui laiſſe le paſſage libre; il l'ouvre, ſaiſit au collet le voleur fantaſtique que ſon imagination lui repréſente, le met dehors à coups de pieds, & referme la porte après cette expédition. Nous lui avons vu faire pluſieurs fois ce manege.

Nous pourrions rapporter ici pluſieurs autres faits de ce genre, mais ceux-là ſuffiſent pour prouver que ſon imagination lui repréſente les objets aussi vivement que s'il les voyait en réalité. D'ailleurs, il est difficile de décrire un spectacle qu'il faut nécessairement voir pour en prendre une idée juste. Ses gestes sont quelquefois si plaisans & ses propos si singuliers, que l'on pourrait avoir quelque plaisir à les observer, si l'on ne faisait pas la réflexion affligeante, mais bien naturelle, que l'état de cet enfant est une véritable maladie.

Quelques-unes des principales actions que fait le somnambule, tant à la lumiere que dans l'obscurité.

XXVII *fait.* Sa démarche est toujours conforme aux sensations qu'il éprouve. Elle est lente ou prompte, vive ou modérée, grave ou rapide, selon les rêves qui l'animent. Il porte ordinairement la tête baissée & ne la lève que lorsqu'il veut voir quelque chose ; ses pas sont toujours très-assurés & il évite parfaitement tous les obstacles qui se trouvent sur son chemin. Nous l'avons vu, lorsqu'il voulait sortir d'une chambre, ôter une chaise qui était devant la porte, la mettre à sa place & ouvrir ensuite cette porte comme l'aurait pu faire une personne éveillée.

XXVIII *fait*. Il marche de nuit en rue, avec la plus grande sûreté, & il évite tout ce qui pourrait l'arrêter ou le faire broncher. C'est ce dont M. Levade a été témoin, & M. N**. rapporte,. qu'étant sorti de la maison, pendant un clair de lune, dans l'intention d'aller voir son pere à Servion, il traversa la ville de Vevey & le fauxbourg; que là son imagination lui suggéra des obstacles qui l'empècherent de suivre ce voyage; qu'à son retour ayant rencontré des tas de pierres & des pieces de bois dans les rues, on le vit avec surprise les éviter parfaitement, quoiqu'il s'en approcha de très-près, monter sur un monceau de décombre pour descendre de l'autre côté, y revenir pour examiner quelque chose qui l'avait frappé. Arrivé devant la maison où il demeurait, il dépassa la porte, mais y revint sur un avertissement qu'on lui donna, & entra sans hésiter.

XXIX *fait*. Dans une autre occasion, il monta au clocher de St. Martin, l'un de nous (M. Levade) l'accompagnait, suivi de plusieurs autres personnes. Devaud marchait le premier très-rapidement & quoiqu'on eut une lanterne, comme elle servait à éclairer les personnes qui restaient derriere, elle ne lui était d'aucune utilité. En redescendant il s'arrêta devant un des trous où passent les cordes des cloches & avertit ceux qui le suivaient d'y prendre garde.

XXX *fait.* L'ayant engagé à écrire un thême, nous lui vîmes allumer une chandelle, prendre dans le tiroir de sa table, du papier, une plume & de l'encre; puis il le fit sous la dictée de son maître. Pendant qu'il écrivait, nous lui plaçâmes un papier épais devant les yeux, mais cela ne l'empêcha pas de continuer & de former ses lettres très-distinctement; seulement il témoigna qu'on l'inquiétait, ce qui venait apparemment de ce que le papier, un peu trop près de son nez, lui occasionnait une sénsation désagréable, en retenant sa respiration.

XXXI *fait.* Voici encore quelques faits trop singuliers pour les passer sous silence, & dont M. Levade a été témoin.

Le jeune somnambule se lève le 21 Décembre, à cinq heures du matin, prend tout ce qui lui faut pour écrire, & ſon cahier claſſique. Il veut commencer au haut d'une page, mais s'appercevant qu'il y a de l'écriture, il vient à la partie blanche de cette feuille. Il écrit quelques tems de la conjugaiſon ſuivante : *funt ignari pigritia.* — *Ils deviennent ignorans par la pareſſe* : & ce qu'il y a de remarquable, c'eſt qu'après pluſieurs lignes il s'apperçut qu'il avait oublié une *s* au mot *ignorans*, & mis mal-à-propos deux *rr* à *pareſſe.* Il diſcontinua d'écrire pour ajouter l'*s* oubliée & effacer la premiere des deux *r*. . . .

Une autre fois il fait de lui-même une piece d'écriture, dans l'intention, diſait-il, de plaire à ſon maître. Elle eſt de trois eſpeces d'écritures, la grande, la moyenne & la fine, faites chacune avec les plumes convenables. Il deſſina dans le coin de ce même papier, un château. Il demanda enſuite un canif, pour effacer une tache d'encre qu'il avait faite entre deux lettres, & il la ratura ſans les endommager. Enfin, M. Levade l'a vu faire pluſieurs règles & calculer avec beaucoup d'exactitude. Toutes ces écritures & ces calculs ont été préſentés & remis à la Société, comme des témoignages de la vérité de ces faits. Pendant toutes ces opérations, le somnambule avait presque toujours les yeux clos. Mais il y avait de la lumiere dans la chambre, & c'est dans une profonde obscurité, qu'il était sur-tout intéressant de l'observer.

Nous desirions beaucoup de le faire, mais les accès du jeune Devaud ne l'ayant pas repris pendant le reste de notre séjour à Vevey, nous n'avons été témoins que d'un ou deux faits de ce genre, auxquels nous en joindrons d'autres, de l'autenticité desquels nous ne pouvons point douter.

XXXII *fait*. Nous l'avons entendu plusieurs fois descendre rapidement les escaliers de la maison, où il demeure, dans la plus grande obscurité.

XXXIII *fait*. Nous lui présentâmes un livre qu'il ne connaissait pas ; il dit qu'il voulait voir ce que c'était au jour, & pour cet effet, il alla dans une cuisine fort obscure, il ouvrit le livre, & dit qu'il y voyait le nom de *M. A**. de la porte au Vent*, & qu'il y voyait aussi de belles estampes. Le livre appartenait en effet à cette personne, mais son nom n'y était pas. Nous croyons qu'il avait entendu le nom du possesseur, & nous sommes sûr qu'on lui avait dit que le livre contenait des planches.

XXXIV *fait.* Ayant pris dans son armoire différens livres à lui, il alla les examiner dans la plus grande obscurité, & indiqua parfaitement après les avoir ouverts les titres de chacun; ce que l'on reconnut en prenant le livre chaque fois qu'il en avait dit le titre & le vérifiant à la lumiere. On l'a vu de même indiquer parfaitement le titre d'un ouvrage à lui, quoiqu'il y eut une planche épaisse entre le livre & ses yeux.

XXXV *fait.* M. Tardent nous a fait voir une piece d'écriture qu'il nous a assuré que le somnambule avait faite dans l'obscurité la plus complette.

XXXVI *fait.* Laissons parler l'observateur exact qui a été témoin du fait contenu dans le récit suivant. " Le somnambule prit un
» livre blanc dans son tiroir, il l'ouvrit &
» le tourna de plusieurs côtés, jusqu'à ce
» que l'ayant approché de son visage, au
» point de le toucher, il se détermina à écrire
» au haut du premier feuillet, *Vevey, le...*
» Puis il s'arrêta un instant, comme pour se

» rappeller la date, dit quelques mots que
» je ne pus comprendre ; & laissant un inter-
» valle, il écrivit à la suite, *Décembre* 1787.
» Après quoi il demanda un almanach. On
» lui donne une *Etrenne mignone*, sans lui
» rien dire ; il la prend, l'ouvre, l'approche
» de son visage, puis la jette sur la table,
» en disant : *c'est une Etrenne mignone.* On lui
» présente un autre almanach qu'il connaiss-
» sait & qui était en allemand ; mais d'un
» format semblable à l'almanach de Vevey.
» Il le prend, & quoiqu'il y eut une lumiere
» sur la table, il dit : *on ne voit goûte ici,*
» *je vais voir cela au jour.* Ce jour était der-
» riere un poële, où certainement il ne de-
» vait pas y voir, la lumiere étant près d'u-
» ne fenêtre à l'autre bout de la chambre :
» d'ailleurs, il lui tournait le dos, & il y
» avait outre cela plusieurs personnes entre
» deux. Il revient tout de suite, & dit : *qu'est-*
» *ce qu'on me donne ?* tenez, *voilà votre*
» *almanach allemand.* Enfin, on lui offre celui
» de Berne. Il le prend de même, & va l'exa-
» miner au fond d'une alcove entiérement
» obscure. On l'entendit feuilleter, en disant
» 24, & un instant après 34. Il revient à

„ sa place, l'almanach ouvert au mois de
„ Décembre ; il le pose sur la table & écrit
„ dans l'espace qu'il avait laissée en blanc,
„ le 24. Cette scene se passa le 23, mais
„ comme il croyait être au 24, il ne s'est
„ point trompé (*a*)."

Explication de quelques-uns de ces faits.

Pour répandre quelques lumieres sur les derniers faits que nous venons de présenter à la Société, il est nécessaire d'indiquer ici deux observations générales qui résultent de tout ce que nous avons dit sur l'état des sens & les visions du somnambule.

1°. *Qu'il est obligé d'entr'ouvrir les yeux pour reconnaître les objets qu'il veut voir, mais qu'ensuite l'impression qu'il en a reçue, quoique rapide, est assez vive pour qu'il n'ait pas besoin de r'ouvrir les yeux pour les voir de nouveau ; c'est-à-dire, pour qu'ils se présentent à son imagination aussi distincts que s'il les voyait réellement.*

2°. *Que cette imagination échauffée lui peint*

(*a*) Relation de M. N**.

les objets qu'il connaît & ceux qu'il se figure avec autant de vivacité que s'il les voyait réellement. Qu'enfin tous ses sens, subordonnés à son imagination, semblent être concentrés dans l'objet dont elle est frappée, & n'ont dans ce moment là, de perceptions que pour ce qui s'y rapporte.

Ces deux causes réunies, paraissent pouvoir nous expliquer un des faits les plus singuliers que nous ayons rapportés, savoir comment le jeune Devaud peut écrire quoiqu'il ait les yeux fermés & un obstacle devant eux. Son papier est peint dans son imagination; chaque lettre qu'il veut écrire s'y peint aussi & s'y peint à la place où elle doit être sur ce papier & sans se confondre avec les autres lettres. Or il est clair que sa main qui suit la volonté de son imagination les mettra aussi sur ce papier réel dans le même ordre où elles sont répresentées sur celui qui est dans sa tête. C'est ainsi qu'il pourra écrire plusieurs lettres, plusieurs phrases & des pieces d'écritures entieres. Et ce qui semble appuyer cette idée, que le jeune Devaud écrit d'après le papier peint dans son imagination, c'est que le somnambule dont il est parlé dans l'Encyclopédie, (article *Somnambulisme*) , ayant écrit sur un papier ; lorsqu'on en substituait un autre de la même grandeur, il le prenait pour le sien & faisait sur ce papier blanc les corrections qu'il voulait faire à celui qu'on lui avait ôté, précisément aux endroits correspondans ?

Puis que le somnambule peut écrire un obstacle devant les yeux, on concevra de même qu'il peut faire cette opération dans la plus grande obscurité. On nous demandera peut-être comment il a eu la perception de son papier ? & comment il peut reconnaître que sa plume marque ?

S'il y a de la lumiere à côté de lui, on le concevra puisqu'on sait qu'il peut voir les objets sur lesquels son imagination se porte ; que par conséquent en soulevant ses paupieres, il voit son papier & qu'ensuite l'impression s'y conserve aussi vivement que s'il le voyait toujours, quoiqu'il ait les yeux fermés. Dans l'obscurité le tact doit suppléer à la vue, ses mains, son visage même (car on a vu qu'il en approchait les objets au point de les toucher) servent à lui donner un idée juste de la qualité & de la forme des objets, alors son imagination les voit réellement. Avec de la lumiere, il peut s'assurer de tems en tems que sa plume marque. Si c'est dans l'obscurité, personne n'ignore que l'habitude d'écrire nous fait puiser dans notre encrier par un mouvement machinal & précis, avant que la plume soit épuisée, or ce mouvement peut & doit diriger le somnambule. La différence même du bruit que fait la plume lorsqu'elle a de l'encre, ou lorsqu'elle n'en a pas, & la plus ou moins grande facilité de son mouvement, sont autant de moyens qui peuvent l'aider; car l'on n'ignore pas que tous ses sens n'ont de facultés que pour l'objet qui l'occupe. D'ailleurs on n'a pas encore assez observés toutes les actions des somnambules dans l'obscurité, pour savoir s'il ne leur arrive jamais d'écrire sans que leur plume marque.

A l'aide de cette impression vive & durable que reçoit l'imagination, on concevra comment Devaud voit égalcment les notes d'un pseaume ou des estampes quoique ces objets soient couverts par des papiers : comment il peut lire dans l'obscurité le titre d'un livre, qu'il connait, puisque ce titre se peint à ſon imagination auſſi-bien que s'il le voyait réellement : comment il peut marcher ſans héſiter & ſurement dans un endroit obſcur, mais qui lui eſt connu. Il acquiert par ſon état de ſomnambuliſme la faculté que l'aveugle doit à l'expérience. S'il eſt dans un endroit inconnu avec de la lumiere, la vue lui fait éviter les obſtacles ; mais on a remarqué qu'il n'entr'ouvre les yeux que lorſqu'il eſt très-près des objets ; d'où l'on doit penſer qu'il eſt averti de leur préſence par leur tranſpiration (*e*), ou par d'autres émanations plus ou moins ſenſibles qui affectent le tact ou l'odorat. Enfin comme ſa marche eſt ordinairement vive, le mouvement de l'air agité, renvoyé par l'obſtacle qu'il rencontre, doit auſſi lui ſervir d'avertiſſement & c'eſt peut être pour cela qu'il s'éloigne tout à coup des corps quand il en eſt tout près. Ces différentes ſenſations auſſi promptes que la vue, auſſi rapides que le coup d'œil, mais qui n'agiſſent pas d'auſſi loin, lui ſervent ſans doute de guides dans un endroit obſcur & inconnu,

---

(*e*) Nous avons vu ci-deſſus que la préſence de pluſieurs perſonnes inquiétait le jeune Devaud.

& leur effet doit être d'autant plus marqué qu'on doit se persuader, comme nous l'avons déja dit, que toutes les facultés de ses sens sont concentrées dans l'objet qu'il a intérêt d'observer (*f*). Ces sensations ne paraîtront peut-être pas des guides suffisans, mais aussi nous n'avons pas d'observations exactes sur la marche du somnambule dans des endroits obscurs & qui lui sont inconnus. Il est même naturel de croire qu'elle est plus incertaine.

Nous n'étendrons pas d'avantage nos explications; si l'on se rappelle bien nos observations générales, résultantes des faits, *impression vive des objets, sûreté du tact & possibilité de voir dans le besoin*, on pourra comprendre facilement les différens faits que nous avons indiqués. Il en est un seul qui parait incompréhensible, c'est cette vision de la date dans l'obscurité (voyez le 36 fait) :

(*f*) On a observé que le somnambule marche ordinairement la tête baissée ; c'est peut-être parce que dans cette attitude il reçoit mieux les impressions des corps

mais

mais comme il eſt unique, doit-il nous faire conclure, *que le ſomnambule peut voir dans l'obſcurité des objets qui lui ſont inconnus?* Nous ne le croyons pas. Car 1°. le fait 33, où il a eu une fauſſe viſion lui eſt contraire. 2°. Cela peut-être l'effet du hazard. 3°. Enfin quoique la nuit fut fort obſcure, comme il y avait de la lumiere dans la chambre peut-être cela ſuffiſait il pour des organes auſſi ſenſibles que les ſiens. Ainſi cette expérience demande à être répétée.

Les explications que nous venons de developper ne diminuent point la ſingularité des actions du ſomnambule, mais elles en ôtent le merveilleux, & c'eſt un pas de fait dans le chemin de la vérité, car le merveilleux ceſſe dès que le flambeau de l'expérience peut éclairer la marche du raiſonnement. Mais afin de confirmer où d'infirmer tout ce que nous venons de dire, nous croyons qu'il ferait néceſſaire de faire encore les obſervations ſuivantes. Nous prévenons ſeulement les perſonnes qui voudraient s'en occuper de les répéter ſouvent, de ſuivre les plus petits détails & de faire attention aux plus petites circonſtances; c'eſt d'elles ſeules que nous pouvons eſpérer le développement des cauſes.

1°. Répéter nos obſervations ſur différens ſomnambules.

2°. Examiner pluſieurs fois s'ils peuvent lire dans une obſcurité parfaite des livres qui leur ſont inconnus.

3°. Si dans cette même obſcurité ils peuvent reconnaître l'heure d'une montre.

4°. Lorſqu'ils écrivent on devrait écarter doucement & ſans qu'ils l'entendent le cornet de l'endroit où ils l'ont placé pour obſerver s'ils ne reviendront pas puiſer leur encre à cette même place.

5°. Enfin obſerver ſi leur marche eſt auſſi aſſurée dans un endroit obſcur & inconnu, que dans un endroit qu'ils connaiſſent.

Nous recommandons de faire toutes ces expériences dans l'obſcurité, parce que, juſqu'à préſent, on s'eſt imaginé que les yeux des ſomnambules leurs ſont inutiles.

Réflexions ſur le ſomnambuliſme en général.

Afin de préſenter ſous le mêmepoint de vue les conſéquences qui réſultent de toutes nos obſervations ſur le ſomnambuliſme du jeune Devaud, nous les réunirons dans les réflexions ſuivantes, préſentées en forme de queſtions.

1°. Si le ſommeil eſt un état de repos, occaſionné par un relachement de toutes les parties du corps, une ſuſpenſion de toutes les fonctions de nos ſens peut-on, regarder le ſomnambuliſme comme un état de ſommeil? puiſque nous voyons les ſomnambules parler, marcher, écrire, répondre aux queſtions qu'on leur fait, agir en un mot d'après la volonté de leur imagination, & conformément aux objets dont elle eſt occupée?

2°. Si le ſomnambuliſme n'eſt point un ſommeil, comment peut-il ſe faire que les ſomnambules naturels, ne le deviennent que pendant leur ſommeil, & qu'ils doivent rentrer dans cet état pour pouvoir ſe réveiller ſans dangers & rétablir le calme dans leurs ſens?

3°. Si une perſonne qui a reçu un coup violent à la tête de maniere à ébranler ſon genre nerveux, prend des accès pendant leſquels elle croit exécuter les différentes actions qu'elle fait en ſanté; que ſon imagination paſſe rapidement d'un objet à un autre, & lui faſſe faire & dire des choſes extravagantes ; enfin qu'elle ne se rappelle en aucune maniere ce qui s'est passé pendant l'accès ; l'état de cette personne n'est-il pas un véritable somnambulisme par accident ? Enfin la folie n'est-elle pas un véritable somnambulisme mais plus durable ? ou le somnambulisme n'est-il pas une folie de courte durée ?

4°. La sensibilité & l'irritabilité des nerfs du somnambule ; qui est indiquée par les expériences faites avec l'aimant & l'électricité, & par la maniere dont on prolonge cet état en chatouillant la levre superieure, ne semblent-elles pas nous prouver aussi qu'il en faut chercher la cause dans une disposition particuliere des nerfs ?

5°. L'état d'un homme absorbé dans une composition qui l'applique, où dans de profondes méditations & qui ne voit & n'entend rien de ce qui se passe autour de lui, ne ressemble-t-il pas beaucoup à celui du somnambule qui n'a de yeux, d'ouie & de tact que pour l'objet dont son imagination est frappée ?

6°. Puisque le somnambule ne voit que ce qu'il a intérêt de voir, on conçoit qu'il pourrait avoir les yeux ouverts sans que les objets qui l'entourent fiffent aucune impreffion fur eux, tandis que ceux dont fon imagination eft occupée lui feront répréfentés auffi diftinctement que s'il les voyait en réalité : qu'ainfi avec les yeux ouverts, il verra des fantômes & ne diftinguera pas les objets réels.

7°. Ne pourrait-on pas définir ainfi, le fomnambulifme ? C'eft une affection nerveufe, qui nous faifit & qui nous quitte pendant le fommeil ; durant laquelle l'imagination nous repréfente les objets qui l'ont frappée dans l'état de veille, avec autant de vivacité que s'ils affectaient réellement nos fens ; tandis qu'elle n'eft frappée de ceux qui font en effet fous les fens, qu'autant qu'ils ont rapport aux rêves dont elle eft occupée ? Que fi pendant cet état l'imagination n'a point de but déterminé, nous recevons l'impreffion des objets comme dans l'état de veille, mais feulement lorfqu'on excite l'imagination à porter fon attention fur eux. Que cette perception des fens eft très-exacte, & qu'une fois reçue l'imagination fe la repréfente au befoin tout auffi vivement que fi les fens l'en faifaient juger de nouveau. Qu'enfin les impreffions reçues pendant le ſomnambuliſme diſparaiſſent entiérement au réveil, & ne reviennent qu'au retour de la même diſpoſition du genre nerveux.

8°. Le ſomnambuliſme magnétique, n'eſt-il pas la même choſe, que le ſomnambuliſme naturel ? C'eſt une queſtion à laquelle nous répondrons dans l'article ſuivant.

Parallele du ſomnambuliſme magnétique avec le ſomnambuliſme naturel.

Depuis le rapport de MM. les Commiſſaires de l'académie des Sciences, eſt-il permis encore d'entretenir une Société ſavante de cet agent prétendu ? Ne parait-il pas au contraire, qu'on doit mettre ſes effets au nombre des rêves de l'eſprit humain, & qu'ils ne peuvent avoir de crédit que ſur quelques malades qui, dans leur déſeſpoir, ont recours aux charlatans. Tel un homme qui ſe noye, s'accroche aux plus faibles roſeaux.

Ce n'eſt pas non plus d'un fluide nouveau dont nous nous occupons, & ſous le nom de *magnétisme animal*, nous ne voulons parler que de l'*imagination* & des *attouchemens* dont les effets ont été si bien développés & démontrés par MM. les Commissaires de l'académie. Parmi ces effets il en est un qu'ils n'ont pu décrire, parce qu'il n'était pas encore connu, c'est une espece de somnambulisme appellé *somnambulisme magnétique*. Il n'est pas de notre objet d'en prouver l'existence ; nous la supposerons démontrée & nous dirons que c'est au moyen de l'imagination & des attouchemens légers & répétés sur les *plexus* des nerfs, qu'on fait naître cet état; mais seulement chez certaines personnes maladives qui sont d'une constitution faible & principalement chez celles du sexe (*a*).

(*a*) Si l'on nous demande pourquoi MM. les Commissaires de l'académie qui suivaient des procédés semblables, n'ont pas observés cet état? Nous répondrons que les moyens employés pour faire des somnambules sont beaucoup plus doux, les attouchemens beaucoup plus légers que ceux pour obtenir des crises, & que ce n'étaient que des crises que MM. les Commissaires cherchaient à produire.

Sous ce point de vue, le somnambulisme magnétique est sans doute un phénomène intéressant pour le physicien & pour le philosophe.

Mais avant de le comparer au somnambulisme naturel, nous devons en retrancher toutes les exagérations du charlatanisme & de la crédulité, & même tout ce que les passions des hommes y ont ajouté pour favoriser leur intérêt personnel. Nous devons, pour ainsi dire, le purifier à la coupelle de la raison & de la saine physique. Ainsi nous croyons que les somnambules magnétiques sont ordinairement

---

Cette trop grande efficacité des moyens est même la cause de ce qu'on a été si longtems sans faire naître le somnambulisme. On doit cette idée à un de nos savans collegue (M. le docteur Verdeil,) qui a fait un mémoire très-intéressant sur le magnétisme animal, dans lequel il prouvait la réalité du somnambulisme magnétique, en développait les causes & le réduisait à sa juste valeur. Des circonstances qu'il est inutile de rapporter ici, l'ont malheureusement empêché de le publier; mais nous pouvons assurer qu'il était fondé sur une nombreuse suite d'observations, faites avec soin. Un de nous les a suivies exactement, & y a même participé.

foumis à leur magnétifeur, qu'ils peuvent parler, écrire, agir à fon inftigation & d'après les demandes & les queftions qu'il leur fait; qu'ils magnétifent d'eux-mèmes en fuivant tous les procédés de cet art & plus volontiers certaines perfonnes que d'autres; qu'enfin ils oublient parfaitement dans leur état de veille ce qu'ils ont fait pendant leur fomnambulifme. Mais nous regardons comme le comble de l'abfurdité de s'imaginer qu'un fomnambule magnétique quelconque, qui n'a aucune connaiffance en médecine, acquiert par cet état la faculté de connaître les maux & d'indiquer les remedes convenables; qu'il puiffe voir dans le corps humain & à travers les corps opáques; entendre par le creux de l'eftomac, obéir à la penfée de fon magnétifeur, &c.

Nous aurions défiré de préfenter à la Société, des expériences comparatives fur ces deux efpeces de fomnambulifme, mais nous croyons que les raifons d'analogie que nous fourniffent nos obfervations fur le jeune Devaud fuffifent pour convaincre de l'identité de ces deux états toute perfonne impartiale.

1°. Le somnambulisme magnétique s'annonce d'abord par un sommeil inquiet & agité, qui est mêlé de mouvemens spontanés dans les muscles, de ressauts & de palpitations, & qui offre en un mot les mêmes caracteres que le sommeil du jeune Devaud.

2°. On a vu ci-dessus l'effet de l'aimant sur ce jeune homme. Les somnambules magnétiques en éprouvent des effets semblables, mais plus ou moins marqués, suivant leur tempérament. Nous avons vu une jeune demoiselle tomber en crise nerveuse toutes les fois qu'on lui plaçait un barreau aimanté sous le nez.

3°. Le somnambule naturel est sur-tout occupé des objets qui ont le plus frappé son imagination pendant son état de veille, & il exécute tout ce qu'elle lui suggère. De même, le somnambule magnétique qui s'est endormi au milieu de tout l'appareil du magnétisme, dont l'imagination a été frappée par la vue du baquet & de celle d'un grand nombre de personnes qui, rangées en cercle, attendent dans un profond silence l'effet des gestes & des grimaces du magnétiseur : ce somnambule, qui est placé tout près de lui

& qui ſe trouve comme enveloppé par ſes opérations & preſſés par ſes attouchemens, annonce bientôt ſon état, en rendant à ſon magnétiſeur geſtes pour geſtes, attouchement pour attouchement. Eſt-il étonnant qu'il ne s'occupe que du magnétiſme, puiſque ſon imagination en eſt ſans ceſſe frappée? Eſt-il étonnant qu'il magnétiſe avec tant de préciſion, & qu'il deſire le faire? S'il magnétiſe plus volontiers des perſonnes que d'autres; on voit de même le jeune Devaud préferer de faire une choſe à une autre. Car c'eſt à quoi ſe réduiſent en derniere analyſe, ces grands mots de *rapport de fluides*, *rapport des perſonnes*, *fluide doux*, *&c.*

Enfin, l'un de nous a vu une ſervante, ſomnambule par le magnétiſme, exécuter les différentes fonctions de ſon ſervice. Et certes, il ſerait difficile aux magnétiſeurs de dire en quoi ſon état différait alors d'un véritable ſomnambuliſme.

4°. Il eſt vrai que les ſomnambules magnétiques, n'obéiſſent qu'à la perſonne qui les a miſe dans cet état, n'entendent, & ne répondent qu'à elles. Mais cela n'a lieu qu'au bout d'un certain tems, car nous en avons vu dans leurs premiers accès répondre à tout le monde indifféremment. On dit alors que leur somnambulisme n'est pas complet, & pour le rendre tel, on les prend à part; le magnétiseur seul leur parle; & il ne permet pas qu'aucun autre objet les distraise, & peu-à-peu ils s'accoutument si bien à lui, à sa volonté & à sa voix qu'ils lui sont parfaitement soumis. Mais en voyant le jeune Devaud repondre aussi plus volontiers aux personnes qu'il connait, & au tutoyement dont il a l'habitude, que lorsqu'on lui parle au pluriel, peut-on douter qu'en lui donnant une éducation semblable, & en le séquestrant de tous les objets qui peuvent le distraire, on ne parvint de même à le soumettre à la volonté d'un seul?

5°. Enfin les somnambules magnétiques & les naturels, ne se rappellent en aucune maniere ce qu'ils ont fait dans cet état.

En voilà assez sans doute pour prouver que deux états qui ont tout d'analogies, qui s'annoncent par des effets aussi semblables, sont les mêmes. Et si l'on ne peut y opposer que les merveilleuses opérations des somnambules magnétiques, nous laisserons au tems le ſoin de les détruire. La fievre du magnétiſme animal commence à diminuer, & le calme de la réflexion détruira toutes ces illuſions de l'imagination, comme les ſonges de la nuit s'évanouiſſent à notre réveil.

F I N.

ERRATA.

Page 37, ligne 3, de nuit en rue, *liſez* dans les rues.

www.ingramcontent.com/pod-product-compliance
Ingram Content Group UK Ltd.
Pitfield, Milton Keynes, MK11 3LW, UK
UKHW021649260726
13994UKWH00003B/1369

9 782329 310183